Dieta Cetogênica

O guia passo a passo de receitas cetônicas com plano de refeições de 30 dias

(Guia definitivo para alcançar a cetose e queimar gordura rapidamente)

Ernesto Parreira

ÍNDICE

Capítulo 1: Prepare Um Lanche Keto

Você esvaziou com sucesso seus armários e definiu uma meta específica a ser alcançada.

É o segundo dia do desafio e, embora você possa se sentir ansioso, é imperativo começar imediatamente, independentemente de quão pequenos sejam seus pés.

Hoje, você consumirá um lanche com baixo teor de carboidratos para que seu corpo possa se ajustar gradualmente à dieta cetogênica.

Agora, o melhor lanche de baixo teor de carboidratos é não lanchar e quando você estiver em uma dieta de baixo teor de carboidratos, então você não deve estar comendo lanches de forma alguma.

Se você achar que está com fome e precisa comer alguma coisa, então tente adicionar mais gorduras boas à sua dieta.

Com tudo isso fora do caminho, vamos continuar com o primeiro desafio. Fazendo e apreciando seu primeiro lanche.

Há todos os tipos de lanches que são considerados de baixo teor de carboidratos e que se enquadram em seis categorias:

Quase nenhuma preparação necessária Os ovos cozidos são uma opção fantástica de baixo teor de carboidratos e tudo o que você precisa fazer é fervê-los. As nozes também são ótimas, mas são demasiado poderosas em termos nutricionais, o que pode ser contraprodutivo para a sua situação.

Tapas/tiras de vegetais Se você estiver adicionando jejum intermitente à sua dieta keto, então estas são opções fantásticas de baixo teor de carboidratos. Aipo com molhos com baixo teor de carboidratos é um lanche confortável e leve.

Crosta de porco Meia xícara cheia de crosta contém bons petiscos e o ajudará a superar rapidamente as "dores" de fome.

Capítulo 2: Tudo Keto Diet Para
Iniciantes

Lebron, Tebow, Kardashian você nomeia o criador das manchetes e eles provavelmente estavam trabalhando ou vivendo em cetose. Era tudo sobre o que Joe Rogan sempre falava. Chipotle apareceu para oferecer algo chamado ceto "Lifestyle Bowl" em seu menu. Keto até apoiou a continuação de pelo menos um membro do elenco original de Jersey Shore.

Você não pode deixar de admirar a tenacidade da dieta, considerando suas origens estranhas e misteriosas. O ceto é tão popular quanto costumava ser? Mais provável que não. Mas você provavelmente ainda tem amigos que juram pela dieta sem pão e muita manteiga.

Os fundamentos da dieta cetogênica não mudaram: coma uma dieta rica em gordura e proteína que seja ultra baixa em carboidratos e você entrará em "cetose", um estado em que seu corpo queima gordura como sua principal fonte de combustível.

Mas o que mudou é que agora temos uma perspectiva sobre a dieta. E, com essa perspectiva, especialistas em nutrição em todos os lugares estão respirando aliviados.

Claro, a dieta cetogênica é conhecida por fornecer resultados rápidos de perda de peso no início. Mas aqueles que adoram comer nada além de bacon, queijo e abacate o dia todo podem ficar desapontados ao saber que os pesquisadores ainda precisam provar que o ceto tem benefícios duradouros Alguns estão preocupados com os riscos potenciais para a saúde de consumir tanto para a pessoa média. gordura e poucos carboidratos. Além disso, a pesquisa indica que o ceto não é mais eficaz do que outras dietas para perda de peso a longo prazo.

Então, em suma, o keto enfrentou uma verificação da realidade. Se você está pensando em experimentar o ceto e deseja determinar se vale a pena sacrificar carboidratos, aqui está uma dose saudável dessa perspectiva.

Capítulo 3: Qual É A Dieta Rica Em Proteínas Mais Benéfica?

A proteína age como pequenos blocos de construção para nossos corpos. A proteína está presente em todas as células humanas. Uma cadeia de aminoácidos compõe o bloco de construção básico das proteínas. Para que seu corpo repare as células danificadas e crie novas, você precisa de proteína em sua dieta. Crianças, adolescentes e mulheres grávidas precisam de proteína para um crescimento e desenvolvimento saudáveis.

A maioria das pessoas consome proteína suficiente para evitar insuficiência, no entanto, algumas pessoas podem se beneficiar de consumir significativamente mais proteína. Uma dieta rica em proteínas demonstrou em vários estudos fornecer vantagens significativas para perda de peso e saúde metabólica.

No entanto, existem vantagens e desvantagens em uma dieta extremamente rica em proteínas. As dietas Keto, Atkins e Dukan estão entre as dietas ricas em proteínas mais conhecidas. Como a proteína é essencial para a vida, existem inúmeras vantagens em consumir uma dieta rica em proteínas.

Você perde peso da água quando corta os carboidratos e perde peso rapidamente. O corpo começa a queimar mais gordura como combustível quando não há mais carboidratos presentes. Fazer você sentir menos fome, pode induzi-lo a entrar em um estado de cetose, o que pode facilitar a perda de peso. Para algumas pessoas, a cetose pode resultar em dores de cabeça transitórias, irritabilidade, náusea, falta de ar e problemas de sono.

capítulo 4: Introdução ao Plano de Refeições

Tentei dimensionar as receitas neste plano de refeições com a maior precisão possível, mas nem todas as receitas serão dimensionadas e algumas produzirão sobras. Verifique o plano de refeições com alguns dias de antecedência, pois algumas sobras são usadas. Se sobrar muito, congele. Você sempre pode reaproveitar esta comida!

Alguns dos alimentos, por exemplo, o Not Your Caveman's Chili, são usados na primeira semana e novamente na última semana. Você pode usar o mesmo lote que preparou no primeiro, o que não apenas economiza energia e tempo, mas também economiza dinheiro. Basta congelá-lo e trazê-lo para descongelar conforme necessário.

Inicialmente, pretendia manter a contagem líquida de carboidratos em torno de 20 por dia, mas acabou funcionando ainda melhor do que isso. A média de 28 dias para carboidratos líquidos é de 2 2 ,2 g de carboidratos líquidos por dia. O total de carboidratos, em média, é de 2 9,6g por dia. Mesmo se você estiver

sem contar os carboidratos líquidos, essa seria uma ótima maneira de entrar rapidamente em cetose.

Embora eu quisesse chegar o mais próximo possível das macros, estava um pouco errado. A média de 28 dias em todos os dias chega a 2 10 97 calorias divididas em 2 6 6g de gorduras, 2 9,6g

11

de carboidratos, 8,8 g de fibra, 2 2 ,2g de carboidratos líquidos e 78 ,9g de proteína.

Recebo muitas perguntas sobre o jejum intermitente, os benefícios para a saúde, os benefícios para a perda de peso e afins. As pessoas normalmente usam o jejum intermitente tanto pela energia quanto pela clareza mental que ele pode oferecer. Mas não serve apenas para isso. Pode oferecer avanços de platôs e até benefícios na absorção de nutrientes no exercício. Aprofundamos o jejum intermitente nas semanas 6 e 8 , então fique de olho

descascado!

Agora, a lista de compras para a Semana 2 será extensa. Devo assumir que você não tem nada em sua casa. Numerosos itens são itens comuns que a maioria das pessoas já possui. Tudo isso é básico em minha dieta cetônica diária e deve ser visto como um investimento em sua saúde. Depois de ter todos os itens da primeira semana, não haverá muito o que comprar.

À medida que avança para a Semana 2 e além, dê uma olhada no futuro. Alguns dos itens que você comprou na Semana 2 precisarão ser reabastecidos. Quer se trate de carne, frango ou algum tipo de vegetais. Na verdade, você consumirá muito espinafre neste plano de refeições portanto, certifique-se de manter sua despensa reabastecida!

A última coisa que sugiro fazer é comprar os itens especiais antes de precisar deles.

Normalmente alguns desses itens você só encontra online, e na hora que precisar

eles, você realmente os terá. Não há itens especiais usados na Semana 2 para

esse motivo. Certifique-se de pedir o que você precisa e tê-lo no momento em que você

preciso disso.

capítulo 5: Sustentabilidade é a chave para uma dieta bem-sucedida

Você tem que envolver sua mente em torno do conceito de sustentabilidade. Se você não consegue manter os quilos, provavelmente é uma boa ideia começar a pensar em não fazer dieta alguma. Eu sei que isso parece duro.

Para muita gente, pode até parecer extremo. No entanto, se você pensar bastante sobre isso, é a coisa mais prática que você poderia decidir. Seriamente.

Pense nisso. Por que você deve passar por todo o aborrecimento e esforço de perder peso quando você sabe que mais cedo ou mais tarde esse peso voltará? Não vamos nos enganar.

Às vezes, basta uma mudança em nossa agenda ou algum tipo de mudança menor em nosso estilo de vida e todo esse peso volta. Sustentabilidade é o nome do nome do jogo.

Capítulo 6: Dicas Para Assar Paleo

as pessoas saem do vagão da dieta Paleo porque sentem falta do pão muitos pães simples e gostosos. Há algo decadente em uma fatia de pão crocante e quente, perfumada e coberta com manteiga cremosa. Essa experiência culinária é possível por causa do glúten na farinha de trigo.

O glúten não faz o pão crescer; em vez disso, forma uma rede de proteínas reticuladas que confere elasticidade à massa. Essa rede também retém o gás e evita que ele escape enquanto o pão assa, resultando na formação daquelas deliciosas bolsas de ar nos pães e pãezinhos. Como as farinhas de nozes não têm glúten, a maioria das pessoas acha os pães Paleo menos fofos e arejados. Aqui estão alguns fatores a serem considerados ao assar pães Paleo para garantir uma experiência bem-sucedida:

Lembre-se de que o pão Paleo não é comparável ao pão convencional em termos de textura, sabor e até prazo de validade. Você ainda poderá cortá-lo para sanduíches, mergulhá-lo em sopas e fazer com ele uma deliciosa torrada de café da manhã.

Muitos pães Paleo são na verdade pães rápidos, então espere uma certa densidade e falta de crosta. Tente abraçar as qualidades únicas dos pães Paleo sem compará-los com seus equivalentes à base de trigo. Você será capaz de produzir um pão verdadeiramente delicioso usando receitas Paleo, mas como no cozimento normal , nem todas as tentativas serão bem-sucedidas. Esteja disposto a ajustar e experimentar para obter os resultados desejados. Para preservar o frescor, fatie apenas o que está sendo servido. Guarde qualquer sobra de pão em um recipiente hermético ou embrulhado em filme plástico por até três dias ou três meses no freezer).

Os pães paleo tendem a grudar na assadeira, por isso é prudente untar bem a assadeira e forrá-la com papel manteiga sempre que possível. Siga as instruções de resfriamento com precisão, pois alguns pães devem esfriar completamente antes de serem removidos da forma. Caso contrário, eles se desintegrarão.

Na maioria das receitas de pão Paleo, as farinhas de nozes são o ingrediente principal, por isso é importante entender como elas se comportam durante o cozimento. As farinhas de nozes podem pegar fogo facilmente, portanto, mantenha uma temperatura baixa do forno, não superior a 6 10 0 graus Fahrenheit. Sempre monitore o pão enquanto ele assa para evitar que queime e, se a parte de cima estiver dourando muito rápido, cubra com papel alumínio até que o pão esteja pronto.

Se quiser um pão com textura mais fina, reserve um tempo para moer muito bem as nozes. Não exagere, ou você acabará com manteiga de nozes em vez de farinha! Se você comprar um produto de amendoim, pulse-o em um processador de alimentos para moer mais o produto. Quanto mais finas as nozes moídas, melhor seus pães ficarão. Esteja ciente de que a consistência da sua massa será mais espessa do que as receitas à base de trigo.

Escolha seus óleos com cuidado ao assar pães Paleo. Evite óleos que são processados de forma a torná-los menos saudáveis, como óleo de canola e óleo de semente de uva. O óleo de coco é uma escolha maravilhosa porque é doce e confere um sabor excelente, mas geralmente sutil, aos produtos assados.

Tente usar óleo de coco não refinado, virgem, expeller ou prensado a frio sempre que possível. Se você estiver criando suas próprias receitas, o óleo de coco pode ser substituído 2 :2 por outros óleos, como manteiga ou gordura vegetal. Não guarde o óleo de coco na geladeira, pois ele ficará duro e difícil de misturar.

Os pães Paleo às vezes podem incorporar laticínios, desde que sejam alimentados com capim e livres de hormônios e outros aditivos. Produtos como ghee e manteiga clarificada também podem ser considerados para panificação Paleo porque a remoção dos sólidos do leite remove os açúcares, proteínas e outros elementos que causam problemas para quem tem sensibilidade a laticínios. Cabe a você decidir se os laticínios fazem ou não parte de sua experiência Paleo.

capítulo 7: Sobre la Dieta Antiinflamatoria

Alzheimer, câncer, artrite reumatóide e doenças cardíacas podem ser causadas pela inflamação crônica que afeta o corpo humano. A inflamação é a resposta normal do corpo a uma infecção ou lesão. inchaço, vermelhidão e dor são indicadores de inflamação. Porém, quando dura mais tempo ou ocorre sem motivo aparente, indica que o organismo foi prejudicado. A inflamação crônica pode ser desencadeada por fatores de estilo de vida, como tabagismo, trabalho estressante, inatividade e má nutrição.Para um paciente combater a inflamação e evitar que ela se agrave, ele/ela

tem que passar por uma dieta anti-inflamatória. Além de ajudar na perda de peso, o plano alimentar também pode ajudar a prevenir doenças. Ajuda a manter a saúde do paciente

em equilíbrio.

Conteúdo de uma dieta anti-inflamatória

Uma dieta anti-inflamatória deve conter uma ingestão diária recomendada de 2.000 –

6 .000 calorias, 67 gramas de gordura e 2.6 00 mg de sódio. Cinquenta por cento 10 0%) de

essas calorias devem vir de carboidratos, vinte por cento 20%) devem

vir de proteína e os trinta por cento restantes 6 0%) devem vir de gordura.

Você pode obter alimentos ricos em carboidratos comendo grãos de trigo integral,

batata, abóbora, trigo bulgur, feijão e arroz integral.

24

Por outro lado, sua ingestão de gordura deve vir da maioria dos tipos de peixe e

quaisquer alimentos cozidos em azeite extra-virgem ou óleo de canola orgânico. Você pode ter

proteína de soja e outros produtos integrais de soja.

Esta dieta proíbe fast food ou alimentos processados em qualquer parte da refeição. Isso também

significa uma restrição de carne de porco, carne bovina, manteiga, creme e margarina. A dieta antiinflamatória também deve conter menos açúcar processado para diabéticos e baixo

colesterol embora o ômega-6 , encontrado em uma variedade de peixes, seja um bom

colesterol) para pessoas com problemas cardíacos.

Benefícios de uma dieta anti-inflamatória

Um dos benefícios de uma dieta anti-inflamatória é que ela utiliza alimentos frescos com

fitonutrientes que previnem a ocorrência de doenças degenerativas. O plano de dieta

também produz benefícios cardiovasculares; graças à inclusão do Omega-6

ácidos graxos. Esses ácidos graxos ajudam na prevenção de complicações no coração e

reduzir os níveis de colesterol "ruim" e a pressão arterial.

Outro benefício da dieta anti-inflamatória é que ela é amigável para diabéticos. Como esta dieta restringe o açúcar processado e refeições e lanches carregados de açúcar, funciona

perfeitamente para pacientes diabéticos. Desde que a dieta reduza significativamente o peso, ela reduz a probabilidade de um paciente ser obeso. Isso é resultado da inclusão de frutas e vegetais frescos e da proibição de carne e outros alimentos processados.

Capítulo 8: O Estilo De Vida Cetogênico

Depois de examinar os benefícios e as desvantagens da dieta cetônica, chegamos ao tópico principal desta seção: o estilo de vida cetônico. Em contraste com outras dietas, a dieta cetogênica requer comprometimento. Você não alcançará os resultados desejados com a dieta ioiô e poderá experimentar flutuações extremas de peso.

No entanto, a dieta cetogênica não está associada à fome ou irritabilidade. Em vez disso, a dieta cetogênica consiste em comer até ficar satisfeito, mas de maneira saudável e favorável à perda de peso. A dieta cetogênica é, portanto, mais um estilo de vida do que uma dieta.

Ao aprender quais alimentos são permitidos, a dieta cetogênica se torna parte integrante de sua vida diária. Basta consumir os alimentos que você deseja, evitando carboidratos. É tão fácil.

Capítulo 9: Aprofunde A Respiração

Por Dois Minutes

A respiração profunda pode reduzir a pressão arterial, aliviar o estresse e prevenir doenças cardíacas, câncer e outras doenças.

A respiração profunda pode ajudá-lo a fazer uma pausa, limpar a mente e encontrar a paz em meio ao caos, principalmente se você leva um estilo de vida agitado. Fazer uma pausa de dois minutos pode ter efeitos positivos para a saúde e não causará muitos danos ao corpo.

Linha do tempo.

Plano de ação

Respirar profundamente soa como um acéfalo, mas se você realmente não o fizer muito,

pode ser um pouco difícil saber se você está realmente fazendo isso bem:

-- Encontre um espaço tranquilo e confortável pode ser em qualquer lugar, desde que você

não se sinta distraído.

-- Feche os olhos e respire lenta e profundamente.

-- Quando você respira profundamente você deve sentir sua barriga empurrando para frente, não

seus ombros subindo em direção às suas orelhas.

-- Respire profundamente por dois minutos.

Depois de terminar os dois minutos, você pode voltar à sua vida normal, mas você se sentirá mais revigorado. Você pode até achar que deseja adicionar mais tempo

a esta nova rotina.

capítulo 10: Quais alimentos podem ser consumidos?

As refeições em uma dieta cetogênica consistem principalmente em 6 tipos básicos de alimentos. Existe uma fruta ou vegetal, um alimento rico em proteínas e uma fonte de gordura.

Gorduras

A dieta cetogênica exige um aumento na ingestão de gordura. Eles podem ser utilizados em processos de cozimento, como fritar e grelhar. As gorduras também podem ser encontradas em condimentos e temperos. A incorporação de gordura em sua dieta também pode ser realizada simplesmente passando manteiga em um bife.

O melhor tipo de gorduras são aquelas que são cetogênicas. Os MCTs ou triglicerídeos de cadeia média são os melhores, que incluem óleo MCT

e óleo de coco. Essas gorduras são facilmente metabolizadas para produzir cetonas.

uma tigela de sopa de macarrão de
galinha

INGREDIENTES

• 2 cebolinha verde picada

  aproximadamente 2 0g)

• ½ xícara de coentro, finamente picado
aproximadamente 2 10 g

• 2 abobrinha, descascada

• Sal a gosto.

• 6   xícaras de caldo de galinha
aproximadamente 720ml)

• 2 peito de frango picado

em   pedaços   pequenos
aproximadamente 28 0g ou 0,10 lb

• 4 colheres de sopa de abacate

óleo

- 2   talo   de   aipo   picado aproximadamente

INSTRUÇÕES

1. Corte o peito de frango em cubos.
2. Adicione o óleo de abacate em uma panela e refogue o frango em cubos
3. lá até ficar cozido.
4. Adicione o caldo de galinha na mesma panela e deixe ferver.
5. Pique o aipo e adicione-o à panela.
6. Pique a cebolinha e coloque na panela.
7. Pique o coentro e reserve por enquanto.
8. macarrão de abobrinha Usei um descascador de batatas para criar
9. fios, mas outras opções incluem usar um espiralizador ou um alimento
10.   processador com o acessório para triturar.

11. Adicione macarrão de abobrinha e coentro à panela.
12. Cozinhe por mais alguns minutos, adicione sal a gosto e sirva
13. imediatamente.

Caçarola De Café Da Manhã De Abobrinha

Ingredientes:

2 abobrinha descascada em juliana)

4 colheres de sopa. manjericão

Sal e pimenta a gosto

10-15 pedaços de bacon sem nitrato/nitrito

4 xícaras de carne cozida em cubos sobras funcionam bem para isso

2 cebola roxa, em cubos

8 dentes de alho, picados

16 ovos, batidos

Processo:

1. Pré-aqueça o forno a 350°F. Unte uma assadeira de 10x15 polegadas com óleo de sua escolha I
2. manteiga usada.
3. Refogue a cebola e o alho até que a cebola comece a caramelizar.
4. Desligue o fogo.
5. Em uma tigela, misture os ovos, carne cozida, abobrinha ralada, manjericão, sal,
6. e pimenta.
7. Misture bem.

8. Adicione a cebola e o alho refogados e mexa até incorporar bem.
9. Despeje a mistura no prato 10x15 preparado e leve ao forno por 60 minutos ou até ficar cozido
10. através e um palito sai limpo.
11. Se desejar, doure por 5-10 minutos sob o
12. frango em alta.

13.   Enquanto isso, cozinhe o bacon em uma frigideira até ficar ao seu gosto.

14.   Corte a caçarola e sirva cada porção com uma fatia de bacon por cima.

Bolo de comida de anjo feito com ingredientes cetogênicos

A sobremesa é uma das coisas que as pessoas mais sentem falta quando seguem a dieta cetogênica ou cetogênica. De qualquer forma, este não é necessariamente o caso. Esta versão do bolo de anjo é feita com ceto-amigável usando farinha de amêndoa e um substituto do açúcar. Com apenas 6 gramas de carboidratos líquidos por fatia, esta é uma sobremesa que você pode saborear sem culpa, independentemente da sua dieta cetônica. O baixo teor de carboidratos deste bolo também o torna adequado para diabéticos. Sirva com sua fruta cetônica favorita como guarnição.

Ingredientes

½ colher de chá de sal kosher

2 colher de chá de cremor tártaro

¼ xícara de substituto de açúcar em pó

2 colher de chá de extrato de baunilha puro

2 colher de chá de extrato de amêndoa

3 xícaras de farinha de amêndoas

½ xícara de proteína de clara de ovo em pó

20 claras de ovos grandes em temperatura ambiente

instruções

1. Pré-aqueça o forno a 450 graus F. Forre o fundo de uma forma de bolo de comida de anjo com pergaminho, mas não unte as laterais da forma.

2. Se você não tiver uma forma de bolo de comida de anjo, o bolo provavelmente grudará nas laterais da assadeira.

3. Peneire a farinha de amêndoa e a proteína em pó e reserve.
4. Coloque as claras em uma tigela grande com o sal e o cremor de tártaro.
5. Use um mixer de mão para misturar até que as bolhas comecem a se formar.
6. Aos poucos, adicione o substituto do açúcar e continue a bater até formar picos moles.
7. No final, misture os dois extratos.
8. Dobre delicadamente a mistura de farinha nos ovos, um terço de cada vez, tomando cuidado para não esvaziar os ovos.
9. Despeje a massa do bolo na forma preparada e leve ao forno pré-aquecido até dourar, cerca de 80 a 90 minutos.
10. Deixe esfriar de cabeça para baixo e passe cuidadosamente uma faca de

manteiga ao redor da borda do bolo antes de removê-lo da forma.

Sirva Imediatamente Com Sementes De Girassol Polvilhadas Por Cima.

Ingredientes:

- 4 colheres de azeite
- 2 colher de chá de páprica defumada
- 4 xícaras de amêndoas descascadas
- 4 colheres de sopa de alecrim fresco, picado
- 2 colher de chá de sal

Instruções:

Aqueça uma frigideira grande em fogo médio-alto.

Regue com azeite e aqueça.

Adicione as amêndoas e mexa para não queimar.

Reduza o fogo e adicione sal, páprica e alecrim.

Cozinhe por 1-5 minutos e coloque no pano de prato.

Sirva ainda quente.

Iogurte Crock Pot

Ingredientes:

1 litro de leite*

2 xícara de iogurte natural com culturas ativas verifique a lista de ingredientes! Procure por culturas "vivas" ou "ativas" na verdade existem iogurtes que não possuem culturas! 1 xícara de leite em pó não instantâneo) se estiver usando 2% ou menos

L

eite ou leite ultrapasteurizado Modo de preparo:

Despeje o leite na panela elétrica.

Tampe, ligue o fogo alto e deixe o leite esquentar até quase ferver. o real

a temperatura é de 200F, o que levou cerca de 2-2 ½ horas.

Desligue a panela elétrica. Retire a tampa e deixe o leite esfriar a 250 F

ou onde você pode enfiar o dedo e deixar por 20 segundos. Mexa de vez em quando, pois está esfriando. . Pegue 2 xícara de leite e misture com 2 xícara de iogurte natural da loja.

Se estiver usando leite em pó, misture agora.

Coloque a tampa de volta, enrole toda a panela elétrica com uma toalha de praia ou de banho e

definido por –5-10 horas. Eu coloquei o meu em um forno quente que eu tinha

pré-aquecido anteriormente para a configuração mais baixa e depois desligado. deixei a luz do forno acesa

para tentar manter o calor constante.

Verifiquei ontem após 1-2 horas e comi iogurte! o soro de leite líquido claro em cima havia se separado e embaixo havia uma panela elétrica cheia de iogurte!

Salada De Couve-Flor Recheada

Ingredientes

Pimenta preta moída na hora

1-5 xícara de cheddar ralado

1/2 xícara de cebolinha picada

2   couve-flor de cabeça grande, cortada em floretes

12 fatias de bacon

1 xícara de creme de leite

1/2 xícara de maionese

2 Colher de Sopa. suco de limão

1 colher de chá. pó de alho

sal Kosher

instruções

1. Ferva cerca de 1/2   de polegada de água em uma frigideira grande.

2.   Adicione a couve-flor e tampe a panela.

3. Deixe a couve-flor no vapor por cerca de 5-10 minutos, ou até ficar macia.

4. Escorra e deixe a couve-flor esfriar enquanto prepara os outros ingredientes.

5. Frite o bacon até ficar crocante em uma frigideira em fogo médio.

6. Isso será cerca de 5-10 minutos por lado.

7. Transfira o bacon para um prato forrado com papel toalha.

8. Escorra e pique o bacon.

9. Bata o creme de leite, maionese, suco de limão e alho em pó em uma

10.   tigela grande.

11.   Adicione a couve-flor
   à   tigela   e   misture
   delicadamente.

12.   Tempere   com   sal   e
   pimenta.

13. Junte o bacon, o cheddar e a
   cebolinha.

14.   Você pode servir quente
   ou em temperatura ambiente.

Costeletas De Cordeiro Recheadas Com Alecrim No Espeto

INGREDIENTES:

4 dentes de alho esmagados

2 colher de sopa. coentro fresco,

anis estrelado

4 picado , moído

Sal e pimenta para temperar

4 quilos de filé de cordeiro

2   maço pequeno de hortelã fresca picada 400 gramas de iogurte natural óleo vegetal para

fritar 40 talos de alecrim

2 Colher de Sopa. cominho em pó

2 Colher de Sopa. açafrão moído

6 gotas de extrato líquido de estévia ajuste a gosto)

2 colher de sopa.

INSTRUÇÕES

1. Misture os sete primeiros ingredientes em uma tigela grande de cerâmica.
2. Tempere a gosto.
3. Corte o cordeiro em tiras e coloque na mesma tigela.
4. Deixe marinar por pelo menos 1-5 horas ou durante a noite.
5. Misture a hortelã picada e o iogurte.
6. Quando estiver pronto para cozinhar, enfie o cordeiro nos espetos de alecrim

7. e frite-os em fogo alto em um pouco de óleo vegetal até dourar bem.

8. Sirva com o molho de iogurte e hortelã em uma tigela.

Paleo Pão De Amêndoa

A farinha de amêndoa é um ingrediente essencial no pão Paleo, e esta receita vai além ao incorporar manteiga de amêndoa e amêndoas fatiadas também.

As amêndoas podem ajudar na redução do colesterol, diminuindo o risco de ataque cardíaco e auxiliando no desenvolvimento de ossos e dentes saudáveis. Se desejar um pão com sabor mais robusto, substitua os ingredientes de amêndoa por ingredientes de caju nas suas proporções exatas.

½ xícara de óleo de coco derretido,

1 colher de chá de bicarbonato de sódio

mais extra para untar a forma de pão

1 colher de chá de sal

4 colheres de sopa torradas em fatias

amêndoas

¼ xícara de manteiga de amêndoa '

½ xícara de farinha de linhaça

12 ovos grandes

½ xícara de farinha de amêndoa

8 colheres de chá de xarope de bordo puro

8 colheres de chá de farinha de coco

1. Pré-aqueça o forno a 350 graus F e unte generosamente uma forma de pão de 5x10 polegadas.
2. Em uma tigela grande, misture a manteiga de amêndoa, os ovos, o xarope de bordo e o óleo de coco com uma batedeira ou bata até ficar homogêneo.
3. Em uma tigela pequena, misture a farinha de linhaça, quatro amêndoas,

farinha de coco, bicarbonato de sódio e sal.

4. Adicione os ingredientes secos aos molhados e misture.

5. Coloque a massa na forma de pão, polvilhe as amêndoas por cima e asse por 60 a 70 minutos, até que uma faca inserida no centro saia limpa.

6. Deixe o pão esfriar por 25 a 30 minutos e, em seguida, passe uma faca nas bordas para removê-lo da forma.

7. Sirva morno ou frio.

Tacos Macios Com Ovos Mexidos

- 20 ovos grandes, batidos
- 2 xícara de salsa em pedaços suaves
- 2 xícara de cheddar ralado com baixo teor de gordura
- 16 tortilhas de trigo integral
- 2 colher de chá de azeite
- 4 cebolinhas verdes picadas
- 1 colher de chá de pimenta caiena

1. Coloque as tortilhas em um prato, cubra com uma toalha de papel úmida e leve ao micro-ondas por
2. 80 a 90 segundos, ou apenas até que esteja quente e maleável.
3. Cubra com uma segunda placa ou
4. tampa da panela para manter aquecido.

5. Em uma frigideira grande e pesada, aqueça o azeite em fogo médio.
6. Adicione o verde
7. cebola e refogue por 1-5 minuto. Misture a pimenta de Caiena nos ovos, em seguida, despeje-os
8. na frigideira.
9. Mexa, mexendo sempre, até que os ovos estejam cozidos, cerca de
10. 5-10 minutos.
11. Divida a mistura de ovos uniformemente entre as tortilhas, cubra as tortilhas com 1-5
12. colheres de sopa de cada salsa e queijo cheddar e dobre os tacos ao meio.

Keto Halva Vegano

Ingredientes:

400 g de tahine

200 g de manteiga de amêndoa

1-5 g de canela em pó

400 g de farinha de avelã

400 g de farinha de amêndoa

2 00 g de açúcar

1. Torre a farinha de avelã e amêndoa em uma panela.
2. Adicione o tahine, a farinha de amêndoa, a estévia em pó e o açúcar na panela e misture.
3. Dê uma forma bonita com 1-5 colheres e sirva.

4. Suponha que você tenha alguma doença crônica ou condição de saúde e esteja interessado em experimentar a dieta cetogênica vegana.
5. Nesse caso, é importante perguntar a um nutricionista ou profissional de saúde se a dieta é adequada para você.
6. Você também pode participar do Programa TheLifeCo Keto.
7. Clique aqui para baixar nosso guia para iniciantes do Programa Cetogênico se você planeja experimentar receitas veganas de ceto.

Keto Frittata Com Bacon E Suíça

INGREDIENTES:

1/2   xícaras de creme de leite, batida pesada

4 colheres de sopa de mostarda dijon integral Sal e pimenta-do-reino moída na hora

1 libra de presunto, em cubos

1 libra de queijo suíço , em cubos

2   colher de sopa de alecrim fresco, picado

8 ovos grandes inteiros

gusto

INSTRUÇÕES:

1. Pré-aqueça o forno a 450 F.

2. Em uma tigela, misture o bacon, presunto, queijo suíço e picado
3. alecrim.
4. Pulverize spray antiaderente na forma de muffins e depois divida a mistura uniformemente entre
5. as forminhas de muffin.
6. Na mesma tigela, bata os ovos, as natas, a mostarda e uma pequena
7. quantidade de sal e pimenta.
8. Despeje uniformemente a mistura de ovos em cada xícara.
9. Asse por cerca de 35 a 40 minutos, ou até que estejam inchados e dourados.
10. Retire do forno e deixe descansar por 10 minutos.

Caçarola De Café Da Manhã

Esta é uma caçarola deliciosa que todos podem desfrutar. Isso vai deixar você satisfeito até o almoço.

- 2 pacote descongelado espinafre congelado
- 2 xícara de cogumelos fatiados
- 2 lb carne de salsicha desintegrado
- 2 0 ovos
- ½ xícara de creme de leite
- 2 xícara de queijo ricota
- 2 cebola picada Sal e pimenta a gosto

Instruções:

1. Preaqueça o forno a 350 graus.
2. Bata os ovos, o creme de leite, a ricota e a cebola bem.
3. Tempere com sal e pimenta.
4. Adicione o espinafre, cogumelos e salsichas desintegradas.
5. Asse por 60 minutos.

Salada Cheeseburger

Ingredientes:

- 2 tomate fatiado

- ½ xícara de queijo cheddar picado

- 8 colheres de sopa. molho de azeite e vinagre
- 2 lb de carne moída Sal e pimenta a gosto

- 6 xícaras de alface picada

- 2 cebola pequena em cubos

Instruções:

1. Frite a carne moída em uma frigideira por 5-10 minutos.
2. Adicione a cebola e cozinhe por mais 10 minutos.

3. Coloque a carne e as cebolas em uma tigela e adicione os ingredientes restantes, exceto o molho.

Casaco com o molho de salada.

Sopa De Legumes Suco

- 1 libra de pimentão verde

- ½ colher de chá de pimenta preta

- Pitada de pimenta caiena

- ½ libra de batatas

- ½ libra de cebolinha

- 2 quilo de tomate

1. Processe as batatas e as cebolas em um espremedor, depois os tomates e os pimentões.
2. Adicione as pimentas preta e caiena ao suco e mexa bem para combinar. Se

3. usando um liquidificador, basta adicionar todos os ingredientes e bater até ficar homogêneo.
4. Rendimento: cerca de 40 onças

Guisado De Carne Acompanhado De Cenoura E Ervilha.

Serve 8 porções

Ingredientes • 1 colher de chá. sal

• 1/2 colher de chá. Pimenta preta da terra

• 1 colher de chá. alho picado

• 8 libras de carne assada desossada

• 1-5 xícaras de cenouras picadas

• 2 xícara de cebola picada

• 4 colheres de sopa. óleo de coco

• 2 -1 xícaras de ervilhas verdes

• 8 xícaras de caldo de carne

Instruções

1. Cozinhe as cebolas no óleo de coco em fogo médio até ficarem macias alguns

2. minutos). Adicione todos os outros ingredientes e mexa.

3. Cubra e cozinhe em fogo baixo

4. aquecer por 2-2 ½ horas.

5. Misture a farinha de amêndoa com um pouco de água fria, adicione ao

6. refogue e cozinhe por mais um minuto.

Deliciosa Sopa De Couve-Flor

Ingredientes:

2 cebola pequena, em cubos

1/2   colher de sopa de azeite

1 colher de sal

1 cabeça de couve-flor cortada em cubos

2 dente de alho, picado

30 onças de caldo de legumes

Instruções:

1. Aqueça o azeite em uma panela em fogo médio.
2. Adicione a cebola e o alho em uma panela e cozinhe por 5-10 minutos.
3. Adicione a couve-flor e o caldo.
4. Mexa bem e deixe ferver.
5. Cubra a panela com a tampa e cozinhe por 25 a 30 minutos.
6. Tempere com sal.
7. Usando o liquidificador bata a sopa até ficar homogêneo e cremoso.
8. Sirva e aproveite.

Salada De Camarão

Ingredientes

4 ovos cozidos , picados

4 xícaras de aipo, fatiado

1 xícara de maionese de azeite

2 quilo de camarão cozido

2 colher de chá de mostarda Dijon

1 colher de chá de cebola em pó

1. Sal marinho
2. Pimenta preta, moída na hora
3. Cozinhe os camarões em água com sal em uma panela.
4. Escorra a água e
5. lave o camarão com água fria.
6. Junte os ovos, a cebola
7. pó, aipo, mostarda, maionese, sal marinho e preto

8. pimenta na tigela.
9. Em seguida, leve à geladeira por duas horas e
10. servir.

Sliders Com Frango Buffalo

Ingredientes

Pãezinhos De Amêndoa

8 colheres de sopa. Manteiga

2 colher de chá. Bicarbonato de sódio

2 colher de chá. Tempero Sudoeste

2 colher de chá. páprica

1 colher de chá. Vinagre de Maçã

Recheio De Frango

4 sobras de tiras de frango búfalo

1/2 xícara de farinha de amêndoa

1/2 xícara de semente de linhaça

6 colheres de sopa. Queijo parmesão

4 ovos grandes

Instruções

1. Pré-aqueça o forno a 350 F.
2. Misture todos os ingredientes secos em uma tigela grande.
3. Derreta a manteiga no micro-ondas, depois acrescente os ovos, o vinagre, a estévia e
4. manteiga à mistura.
5. Misture tudo bem e espalhe a mistura entre 10 a 15 muffins
6. slots superiores em uma panela.
7. Asse por 25 a 30 minutos.
8. Depois de assado, deixe esfriar por 10 minutos e depois corte
9. pães ao meio.
10. Monte o controle deslizante junto com o pão e as tiras de frango de búfala.

Cheesecake Com Chocolate Alemão

Ingredientes

Camada de Cheesecake:

4 colheres de sopa de chantilly

Cobertura de Chocolate Alemão: 2 gemas

1/2 xícara de açúcar granulado

1/2 xícara de manteiga, cortada em pedaços pequenos

1/2 xícara de chantilly

2 colher de chá de extrato de baunilha 2 xícara de coco ralado

2 xícara de nozes picadas

50 onças de cream cheese, amolecido e cortado em pedaços ½ xícara granulado

açúcar

4 ovos

½ xícara de creme de leite

2 colher de chá de extrato de baunilha
Bolo de Chocolate:

8 onças de chocolate sem açúcar,
derretido

1 xícara de manteiga, manteiga

4 xícara de açúcar granulado

8 ovos

4 colheres de chá de extrato de baunilha

3 xícaras de farinha de trigo Ganache de
Chocolate:

1 xícara de gotas de chocolate meio
amargo

instruções

1. Pré-aqueça o forno a 450 F.
2. Para a camada de cheesecake, em uma tigela grande, bata o creme de leite
3. queijo, açúcar, ovos, creme azedo e baunilha até ficar homogêneo.
4. Deixou de lado.
5. Em uma tigela grande, misture todos os ingredientes para o bolo até ficar bem
6. combinado.
7. Despeje em uma forma de mola de 18 polegadas   untada   .   Espalhe suavemente
8. mistura de cream cheese sobre a mistura de bolo.
9. Asse por 25 a 30 minutos.
10.   Reduza a temperatura para 450 F e asse por um
11.   80 a 90 minutos adicionais.

12. Asse o bolo em forno não aquecido com porta

13. entreaberto por 80 a 90 minutos. Refrigere por 2-2 ½ horas.

14. Para o ganache, em uma panela pequena, aqueça o creme de leite para ferver.

15. Coloque as batatas fritas em uma tigela.

16. Despeje o creme de leite e mexa até que os chips estejam derretidos.

17. Deixe esfriar um pouco.

18. Para a cobertura, em uma panela pequena, aqueça as gemas, o açúcar, bata

19. creme de leite e manteiga para ferver mexendo sempre.

20. Retire do fogo e

21. misture a baunilha, o coco e as nozes até ficar bem misturado.

22. Retire o bolo da forma e inverta-o em um prato de servir para que

23. camada de cheesecake está no fundo.

24. Cubra as laterais do bolo com ganache e despeje a cobertura sobre o bolo.

25. Refrigere durante a noite.

Agitação De Leprechaun

2 colher Isopure Zero Carb Whey Protein Isolate

2 colher de chá de extrato de baunilha

Stevia líquida, para adoçar

Água, se desejar

1-5 cubos de gelo, se desejar

1 abacate, descascado, sem caroço, fatiado

½ xícara de leite de coco sem açúcar

Pequeno bando de espinafres baby

½ xícara de hortelã fresca

Tudo o que você faz:

1. Corte ao meio e descasque o abacate. Adicione o abacate e os ingredientes restantes no liquidificador
2. e misture até ficar homogêneo.

Quando grelhados, os pêssegos ficam levemente carbonizados e ficam macios e suculentos. Quando recheado com cream cheese e canela, você recebe um tratamento verdadeiramente especial.

serve 8

Ingredientes

8 colheres de chá de suco de limão

6 colheres de sopa de cream cheese em temperatura ambiente

2 colher de sopa Splenda

8 pêssegos grandes cortados ao meio e sem caroço

8 pitadas de canela

1. Polvilhe os pêssegos com suco de limão.
2. Coloque os pêssegos com o lado cortado para baixo em uma grelha em fogo médio.
3. Grelhe as metades de pêssego por cerca de 5-10 minutos.
4. Enquanto isso, misture o cream cheese
5. e Splenda. Vire os pêssegos e divida o queijo entre as metades.
6. Deixe grelhar por mais 1 a 5 minutos.
7. Polvilhe com canela e sirva quente.

Frigideira De Taco De Peru

INGREDIENTES

2 colher de chá de orégano seco

2 colher de páprica

2 colher de chá de cominho moído

1 xícara de queijo ralado

coentro fresco, picado

Creme de leite e alface picada para servir

2 colher de azeite

2 colher de chá de cebola em pó

1000g de peru moído

2 pimentão vermelho, sem sementes e picado

Instruções

1. Aqueça o óleo em uma frigideira grande. Adicione o peru moído e a cebola em pó.
2. Refogue até a carne dourar.
3. Adicione a páprica, o cominho moído, o orégano seco e o pimentão vermelho picado.
4. Continue cozinhando até a pimenta amolecer.
5. Polvilhe o queijo ralado e leve ao fogo até o queijo derreter.
6. Retire do lume e espalhe por cima um pouco de coentros frescos picados.
7. Sirva com alface picada e creme de leite.

Rende Almôndegas Médias Com Molho

A PREPARAÇÃO

4 ovos grandes

2 colher de chá de cominho

2 colher de chá de pimenta em pó

2 colher de chá de sal kosher

3 libras. Carne moída

3 links de chouriço ~90g)

2 xícara de queijo cheddar

2 xícara de molho de tomate

1/2   xícara de torresmo, triturado

1. Pré-aqueça o forno a 350 ° F.
2.   Adicione as cascas de porco cerca de 2 /6 de um saco) ao processador de alimentos.

3. Pulse os torresmo até que estejam completamente triturados. Nós os usaremos para unir as almôndegas.

4. Almôndegas de Chouriço e Queijo Cheddar

5. Desfaça o chouriço, certificando-se de que cada pedaço é pequeno. A linguiça normalmente tem um pouco de gordura se conectando por dentro, então você deve rasgá-la para que a mistura fique uniforme.

6. Coloque o chouriço em uma tigela grande.

7. Adicione a carne moída à mistura. Não toque nele ainda.

8. Almôndegas de Chouriço e Queijo Cheddar

9. Adicione as cascas de porco esmagadas sobre a carne moída.

10. Almôndegas de Chouriço e Queijo Cheddar

11. Adicione o queijo cheddar à carne moída.

12. Almôndegas de Chouriço e Queijo Cheddar

13. Meça o cominho, a pimenta em pó, o sal e os ovos. Adicione-os à mistura de carne moída – é aqui que começa a diversão.

14. Almôndegas de Chouriço e Queijo Cheddar

15.   Misture tudo bem com as mãos. Isso vai ficar confuso, mas não se preocupe!

16.   Almôndegas de Chouriço e Queijo Cheddar
17.   2 2 . Abra as almôndegas e coloque-as em uma assadeira forrada com papel alumínio.

18.   Almôndegas de Chouriço e Queijo Cheddar
19.   2 2. Certifique-se de que suas almôndegas estejam espalhadas uniformemente para permitir um cozimento adequado.
20.   Um pouco de gordura e queijo vai vazar das almôndegas para que você não queira que elas fiquem grudadas.

21. Cozinhe no forno por 60 a 70 minutos.

22. Pode levar mais tempo se você fizer almôndegas maiores.

23. Almôndegas de Chouriço e Queijo Cheddar

24. Deixe-os esfriar por 5-10 minutos ou mais e remova-os da bandeja cheia de gordura.

25. Almôndegas de Chouriço e Queijo Cheddar

26. Sirva com molho de tomate em cada!

Bolas Simples De Cream Cheese E Geléia

Ingredientes

1/2   xícara de manteiga de coco

2   pacote de gelatina sem açúcar

2   xícara de requeijão

Preparação

1. Em uma tigela pequena coloque a gelatina em pó.
2. Em uma tigela separada, misture o cream cheese e a manteiga de coco.
3. Pegue uma colher de chá de massa, enrole em uma bola em suas mãos e depois enrole na
4. gelatina em pó. Faça 30 bolas.
5. Cubra com filme plástico e leve à geladeira.